AF602833

LES VÉRITÉS DU SIÈCLE,

OU

LES PROGRÈS DE LA MÉDECINE A LA MODE.

IMPRIMERIE DE SÉTIER,
Cour des Fontaines, n. 7, à Paris.

LES VÉRITÉS DU SIÈCLE,

OU

LES PROGRÈS

DE

la Médecine

A LA MODE.

PAR F. J.,

Ancien Professeur de chirurgie générale.

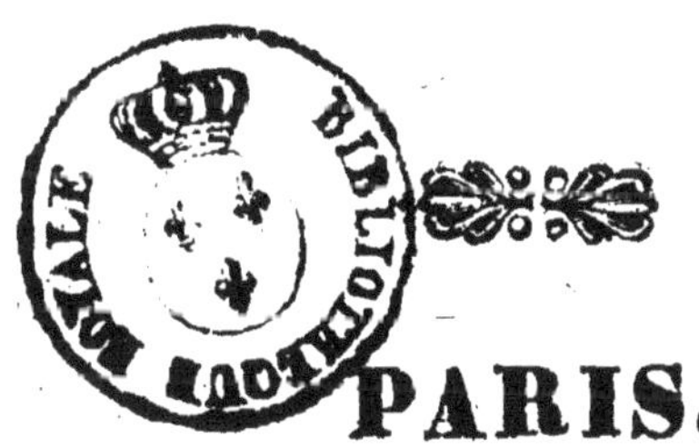

PARIS.

LES PRINCIPAUX LIBRAIRES.

1827.

LES VÉRITÉS DU SIÈCLE,

OU

LES PROGRÈS DE LA MÉDECINE A LA MODE.

Il y a 2300 ans environ que l'immortel Hippocrate fit sortir des ténèbres les premières vérités de la médecine ; alors, l'humanité souffrante étonnée trouva en lui un père, un ami, un consolateur, dans les angoisses cruelles de ces fléaux terribles et perpétuels de maux sans nombre qui désolaient l'espèce humaine depuis le commencement du monde.

Ce savant Esculape, je dis Esculape, fut le créateur de la médecine des animaux comme de celle de l'homme; et il en donne lui-même une preuve incontestable dans son livre *de Articulis*, attribué à son grand-père, livre dans lequel il explique comment les bœufs sont si sujets à se luxer la cuisse; on connaît aussi une médecine vétérinaire du même auteur, quoique l'on dise que cet ouvrage est supposé, ou qu'il est d'un autre Hippocrate que celui dont nous parlons; oui, ce savant Esculape, dis-je, posa les premiers fondements d'une théorie d'autant plus ingénieuse et difficile, qu'elle était absolument ignorée: bientôt avec lui une foule de disciples en firent une application merveilleuse.

Mais on se demande aujourd'hui comment débutèrent ces immortels humains. Est-ce par l'essai des médicaments les plus doux, ceux qui produisent des effets lents et peu douloureux ? ou est-ce par des moyens plus actifs, par l'application immodérée des *sangsues*, des *ventouses*, des *moxas*, des *cautères actuel* ou *potentiel*, *par les aiguillonnements des corps étrangers implantés dans les parties musculeuses et aponévrotiques* ? est-ce enfin *par l'amputation des organes et des parties malades ?* Non sans doute ; une pareille pratique leur eût paru un véritable crime ; aucun malade, d'ailleurs, n'en eût voulu supporter les effets, et la médecine fût tombée dans le néant dès sa naissance.

Ces hommes, modèles d'humanité, commencèrent, au contraire, leurs premiers essais sur des animaux, et éprouvèrent la vertu des médicaments les plus doux, les moins actifs ; ils marchèrent ainsi par degrés du simple au composé, et firent à la fois ce qu'un très-petit nombre de bons médecins ſont aujourd'hui, *la médecine comparative*. Jamais aucun médicament administré par eux, pour la première fois, sur l'économie animale, ne produisit de sinistres effets, parce que leur administration était bien calculée. Une pratique opposée était réservée à un siècle plus reculé, comme nous le verrons plus tard.

Ce père de la médecine ayant donné l'éveil à toute la nature humaine par les succès que son immortel génie obtenait chaque jour sur les malades confiés à ses soins, il fut bientôt envié, et l'on vit aussitôt éclore une foule immense de disciples qui ne travaillaient sans relâche qu'à découvrir le caractère et les symptômes particuliers des maladies, et la vertu d'une foule de plantes, pour les appliquer au soulagement de l'humanité souffrante ; toutes les substances, de quelque nature qu'elles fussent, furent alors mises à l'épreuve avec un ménagement et une réserve inconcevables, pour s'assurer si elles contenaient quelque chose de médicamenteux capable d'être appliqué comme remède à quelque maladie; et, outre l'inspection générale qu'ils firent de toutes les substances qui composent les règnes végétal et minéral qu'ils purent découvrir, ils portèrent leurs recherches jusque dans les parties organiques des corps. En effet, tous les tissus organiques furent analysés avec une exactitude et une précision minutieuses et vraiment dignes de louange; rien ne fut oublié : les parties dures, les parties molles. Les liqueurs circulatoires, les liqueurs sécrétées, et jusqu'aux poils et à la laine qui couvrent les animaux, la corne qui garnit leurs défenses; tout, en un mot, passa par le creuset de l'analyse et de l'expérience. Ce siècle était réservé aux grandes découvertes et aux grands hommes qui ont illustré l'univers tout entier. Mais aussi, il faut l'avouer, ce siècle, qui a vu passer ces hommes incomparables, a vu passer aussi les grands génies en véritable science; l'homme le plus grand n'est pas celui qui perfectionne, c'est celui qui crée.

Nous demanderons maintenant si Hippocrate et ses disciples ont laissé à la postérité des souvenirs agréables et intéressants, tant sous le rapport de l'humanité que sous celui de la science. Oui, me dira-t-on (parce qu'il est impossible de dire autrement), ils se sont immortalisés; la médecine leur doit tous les progrès qu'elle a faits depuis.

Mais, messieurs les modernes, qu'avez-vous fait, et que faites-vous encore aujourd'hui de cette médecine qui s'est immortalisée dans ces siècles qui l'ont vue naître? Votre réponse ne peut être équivoque, la voici : Nous lui avons fait et nous lui faisons encore aujourd'hui une guerre à mort. Il ne faut pas, dites-vous, qu'il existe la plus petite trace de cette vieille médecine, elle nous est insupportable; nos idées modernes ne peuvent plus sympathiser avec de si vieilles connaissances; la médecine d'aujourd'hui, dites-vous, nous appartient tout entière: nous l'avons créée, et nous la perfectionnons tous les jours. Oui, aujourd'hui, grâces à notre médecine, on ne voit plus de ces anciennes maladies chroniques qui laissaient vivre les malades dans la souffrance pendant un demi-siècle; oui, aujourd'hui, grâces à nos découvertes pour soulager promptement nos malades, nous employons des moyens bien plus actifs, plus spécifiques que tous ceux découverts par nos anciens; nous mettons en usage les sangsues (médicament à la mode pour toutes les maladies);

les cataplasmes de farine de graine de lin (c'est aussi un médicament à la mode dont on use immodérément dans une foule de maladies dans lesquelles il est plus nuisible qu'utile); les bains de vapeur; et si la maladie résiste, nous passons à l'usage des ventouses, des vésicatoires, des aiguilles et des moxas en grand nombre appliqués sur la partie malade (1), des douches, que dis-je? du cautère actuel avec lequel nous dessinons des raies sur la partie malade ; nous faisons l'amputation de la partie, afin d'enlever le mal tout entier avec l'instrument tranchant. Voilà des moyens nouveaux et bien plus actifs encore pour expédier promptement la maladie (et souvent le malade); nous ne voulons plus aujourd'hui, dites-vous, de ces bou-

(1) Moyens inventés par le diable pour la persécution inutile de l'espèce humaine.

tiques d'apothicaire, de ces préparations compliquées qui prolongent la vie dans la souffrance; enfin, il faut guérir promptement ou finir de suite. En effet, que fait l'homme malade sur la terre? c'est un voyageur qui parcourt une triste carrière, et plus il souffre, plus le chemin à faire lui est désagréable; par conséquent, il vaut mieux qu'il arrive plus tôt que plus tard.

Nous ne savons pas si c'est là réellement l'idée de nos modernes dans l'exercice de la médecine. Si cela était; nous serions plongés dans le gouffre de l'inhumanité et de l'horreur: mais pensons-en autrement, et disons que c'est plutôt l'ambition d'innover qui a fait renverser la médecine établie depuis tant de siècles; plaisons-nous à croire qu'aucun esprit destructeur n'anime les médecins du siècle; et nous sommes loin de leur supposer cette intention. Néanmoins nous sommes obligés de dire et de croire que la méthode thérapeutique qu'ils ont adoptée tombera plus vite que celle d'Hippocrate, parce qu'elle multiplie les martyrs, les veuves et les orphelins.

La médecine d'Hippocrate est un pivot autour duquel l'art de guérir tourne sans cesse ; qui subsistera jusqu'à la fin des siècles, parce qu'elle est vraie dans ses principes, parce qu'elle est humaine dans son application ; enfin, parce qu'elle guérit réellement et avec moins de souffrances lorsqu'elle est bien pratiquée. Ses principes sont simples et à la portée de tout le monde (c'est ce qui déplaît aujourd'hui). En effet, que dit-il, ce savant ? En deux mots il explique tout le principe fondamental de sa médecine. Il dit : *Toutes les fonctions sont-elles dans un parfait équilibre, il y a santé parfaite; alors ne vous médicamentez pas, laissez la nature tranquille;* dès-lors point de ces médecines de précaution, de ces saignées à la mode, de ces bains d'étiquette, etc., etc.; enfin, rien qui soit capablede la déranger. *Ya-t-il une ou plusieurs de ces fonctions qui soient altérées, elles peuvent l'être par trop ou par trop peu d'action; alors appliquez des médicaments simples, bien connus, qui diminuent ou qui augmentent, suivant la circonstance, l'action de la fonction jusqu'à cequ'elle soit rétablie, et que tout soit dans un parfait équilibre.*

Voilà ce que font encore aujourd'hui quelques médecins; par ces moyens ils guérissent beaucoup mieux et font souffrir beaucoup moins leurs malades. Je sais d'avance que les modernes m'objecteront que ce sont là de vieilles routines, qui ne sont plus de mode; que l'on est trop éclairé aujourd'hui pour les suivre; qu'une foule de médicaments qu'ils nous ont transmis sont sans action marquée : nous dirons que cela se peut, mais que c'est au médecin instruit à le discerner.

Qu'on y prenne bien garde ; il existe encore un ancien proverbe qui dit : *Il vaut mieux vivre bête, et vivre plus long-temps*. Ces paroles, qui sont foulées aux pieds aujourd'hui par l'orgueil, portent, étant appliquées à la médecine, une sentence absolue; je dis que ce proverbe entraîne avec lui une vérité que peut-être les innovateurs en médecine n'ont pas assez appréciée. En effet, qu'on se rappelle que les découvertes et la pratique d'Hippocrate et de ses premiers disciples que l'on méprise aujourd'hui dans l'exercice de la médecine, vivent encore ; et nous pouvons ajouter qu'elles vivront après celles des modernes. On aura toujours une espèce de vénération pour leurs auteurs, parce qu'elles sont humaines, parce qu'elles rappellent la douceur et le ménagement qui plaisent infiniment aux malades, et à toute l'espèce humaine; et qu'au contraire les découvertes d'aujourd'hui laissent, dans l'esprit du public, une répugnance à se soumettre aux épreuves de la médecine ; et il ne le fait que par force et à la dernière extrémité ; enfin, quand les malades sont entre la maladie et la mort, et qu'ils n'ont pas trouvé d'autres moyens plus doux, plus humains pour les esquiver, c'est alors seulement qu'ils se soumettent, parce qu'il ne leur reste plus qu'à mourir.

Pourquoi voit-on aujourd'hui une foule d'hommes de tout état exercer la médecine sans qu'ils aient jamais étudié la vertu d'une seule plante, ni le symptôme d'une maladie ? que dis-je, même une foule de femmes, au déshonneur de l'art, qui exercent la médecine sans avoir jamais eu l'idée de cette science? Pourquoi, messieurs? parce que la médecine d'à présent est abhorrée, parce que les malades ne sont pas curieux d'aller se faire brûler les parties avec des cautères rouges et des moxas, d'aller se faire larder les chairs et la peau avec des cataplasmes de sangsues et des aiguilles, d'aller se faire amputer les membres et les parties du corps à coups de bistouri; cette pratique révolte les malades de toutes les classes de la société, de sorte qu'ils se jettent dans les bras de tous ceux qui, soit hommes ou femmes, ont une ombre de réputation dans l'art de guérir, sans user de pareils moyens.

Quelques médecins prudents, ayant positivement reconnu l'inutilité ou le danger d'une pareille pratique, et l'aversion des malades pour s'y soumettre, se sont retirés à l'écart, où ils exercent la médecine de nos ancêtres dont les procédés plaisent infiniment plus au public. Plusieurs même de ces médecins ont pris, pour les assister dans leurs opérations, des personnes dont nous avons parlé plus haut, qui exercent la médecine sans droit; ils les ont accueillies, soit parce qu'elles avaient quelque réputation d'humanité et de talent, soit parce qu'ils leur ont reconnu quelque capacité propre à se rendre réellement utiles; mais les modernes leur en ont fait un crime : ces médecins à la mode les voient d'un si mauvais œil qu'ils les poursuivent avec outrance jusque dans les tribunaux, pour empêcher ces hommes pleins d'humanité de rendre à leurs frères les plus éminents services, qu'eux ne sauraient leur rendre ; ils ont même porté la calomnie jusque sur les bancs des tribunaux.

De pareilles erreurs ou de pareils abus, qu'on peut considérer comme crimes, ne redresseront pas la courbure trop cruelle qu'a prise la médecine moderne; ce ne sera pas non plus par la persécution des médecins ordinaires que les prétendus savants établiront leur réputation. Dans ce monde, ce n'est que par des exemples qu'on parvient à se faire imiter ; celui qui ne donne pas l'exemple de la modération n'a point de disciples : ainsi, modérez les effets de votre nouvelle médecine, et vous aurez de vrais disciples; et en même temps, vous paralyserez les hommes qui l'exercent sans droits, et vous arrêterez les jugements prononcés sur des calomnies par des juges mal informés, et dont vous êtes seuls coupables. L'homme véritablement instruit, non-seulement dans la médecine qui est la première des sciences humaines, tant sous le rapport de l'utilité que sous celui de l'étude et des connaissances, mais dans toutes les sciences connues; cet homme, dis-je, est un homme d'honneur : il n'est point jaloux de la réputation d'autrui, parce qu'il n'a pas usurpé la science; il ne s'occupe que de son travail. Mais l'ignorant, le bouffi d'orgueil voit d'un mauvais œil prospérer son frère ; et, s'il jouit d'un peu plus de réputation que lui, la jalousie l'étouffe et le suffoque ; il intrigue et blasphème contre lui, le dénonce même comme un homme suspect; il épie tous ses mouvements (parce qu'il n'a pas autre chose à faire), pour saisir tout ce qui lui déplaît et lui porte obstacle, pour en faire la matière d'une accusation prochaine. Voilà où sont arrivés les prétendus savants du jour, qui ne peuvent réellement se mettre à la mode qu'à force de protections et d'intrigues: ils ne savent pas que la première protection, c'est la science. Malheureux hommes du siècle, leur dirai-je, qui troublez le repos des sages, votre sentence est écrite dans la postérité :

Superbia et ignorantia scientiis adversantur, et humilitas scientias sequitur :

Cours théorique et pratique de maréchallerie vétérinaire.

Voilà une grande partie des mœurs des prophètes de la médecine moderne ; ils sont joués sur la scène, et ils n'ont pas d'yeux pour voir, ni d'oreilles pour entendre, parce que le cœur n'est pas droit et que la science manque. Il y a néanmoins, qu'on se le persuade, dans cette classe comme dans toutes les autres classes de la société, des hommes droits et dont les mœurs sont irréprochables sous tous les rapports ; aussi, ce n'est pas à eux que cet écrit s'adresse.

Tout le monde sait que généralement on distingue deux classes d'hommes dans la société, et que ces deux classes ont deux manières de penser (ici c'est toujours sous le rapport de l'exercice de la médecine). Ces deux classes sont distinguées sous les dénominations de première classe ou haute classe, et de dernière classe ou basse classe : la haute classe est composée de personnes fortunées à plusieurs degrés, c'est la moins nombreuse ; la basse classe, au contraire, est celle qui ne peut subsister sans le secours du travail. On l'appelle aussi pour cette raison la classe ouvrière ; celle-ci n'a point ou presque point d'ambition, le luxe même lui déplaît, parce qu'il est hors de sa portée ; néanmoins, c'est elle qui fait vivre une grande partie des médecins ; cette classe étant la plus nombreuse et la plus sujette aux maladies à cause du travail excessif qui l'épuise, joint souvent au défaut de bonne nourriture, est obligée de recourir plus souvent au médecin. Si celui-ci est dans l'opulence (ou affecte de l'être), ou s'il exige d'elle un salaire, pour son traitement, hors de sa portée, et qu'il ne veuille pas se modérer (comme cela est presque toujours d'usage chez les opulents), elle est mécontente, murmure en elle-même; et, s'il ne lui parle pas un langage convenable, ou bien qu'il ne la guérisse pas promptement, sans avoir égard au rang qu'il mène (ou qu'il fait semblant de mener), à sa fortune, ni à ses talens, elle se fâche, le méprise, publie qu'il ne sait rien, qu'il l'a estropiée, qu'il ne l'a point guérie, qu'il l'a fait souffrir de mille manières et inutilement. Ces procédés sont une contagion qui gagne toute la classe ouvrière; et, certes, une petite quantité de malades de ce genre suffisent pour faire échouer la réputation de ce médecin qui, d'ailleurs, peut être instruit ; il y a donc nécessité et vertu de savoir se concilier l'estime publique, traitant indistinctement les pauvres comme les riches.

C'est précisément alors que ces malades se jettent dans les bras d'un médecin ordinaire, c'est-à-dire de celui qui n'a pas une réputation colossale dans la haute classe (souvent usurpée). Celui-ci les reçoit toujours avec plaisir, parce qu'il n'est ni opulent, ni orgueilleux ; il les panse avec affabilité, avec humanité : la cure serait-elle même plus longue, plus cruelle, si je puis m'exprimer ainsi, ils sont toujours contents, parce que ce médecin est plus humain ; il est moins cher, il est enfin plus à leur portée. Ils sortent de chez lui la louange à la bouche, parce qu'il les a soulagés, qu'il les guérit. Ils ont une opinion bien différente de ce médecin qu'ils n'ont de l'autre, c'est-à-dire du premier; ils lui envoient une clientèle digne d'envie, il est vrai, mais bien méritée. C'est alors que l'orgueil commence à s'irriter; que les blasphèmes du premier médecin sur le compte du second se font entendre de toutes parts; il s'écrie d'un ton furieux et de dédain : C'est un médecin de campagne, il ne sait rien! comme si le médecin de campagne ne le valait pas, comme s'il n'était pas obligé de passer à la même école, de faire les mêmes études que celui de la ville (il est fort heureux qu'il y ait des médecins dans les campagnes pour réparer très-souvent les fautes des médecins des villes) : ces blasphèmes déshonorent la médecine et le médecin.

Le docteur, comme l'officier de santé, est obligé de faire les études prescrites par la loi; ils sont tous deux assujettis à payer un droit respectif, et de passer, après les études faites, aux examens devant un jury médical, avant que d'obtenir leur diplôme : en conséquence, une fois qu'ils l'ont obtenu, ils ont tous deux satisfait à la loi, chacun en ce qui le concerne; ils ont aussi tous deux le même droit d'exercer. On a néanmoins quelquefois déclaré insuffisant un diplôme d'officier de santé délivré par la faculté de Paris dans le même mode que nous venons de faire connaître. Cette faute est plus grave qu'on ne le pense, parce que la loi étant uniforme pour tous les Français, tous les diplômes d'officiers de santé, délivrés par la même faculté, ont le même droit; et si on en a reconnu un insuffisant, ils doivent l'être tous, sans exception, la loi ne connaissant pas d'arbitraire.

Que devons-nous conclure de tout ce qui précède? Que la médecine des anciens valait infiniment mieux que celle d'aujourd'hui, parce qu'elle avait pour partage, 1° plus d'humanité; 2° qu'elle arrivait à son but avec moins de frais, et surtout avec moins de souffrances de la part des malades; 3° qu'elle était applaudie et généralement reçue de toutes les classes de la société; 4° qu'elle était même enviée, puisque chacun aurait voulu être médecin; 5° que les hommes qui l'exerçaient étaient révérés partout où ils se présentaient; 6° qu'ils le sont encore aujourd'hui, et le seront jusqu'à la fin des siècles, parce qu'ils ont rendu les premiers et les plus éminents services à l'humanité tout entière, par leurs faits et par leurs écrits; 7° que les hommes de leur temps vivaient jusqu'à cent cinquante ans avec les différents traitements qu'on leur faisait subir.

1°. Que la médecine moderne, au contraire, n'a point ou presque point d'humanité, puisque la plupart des médecins commencent par vous demander, avant tout, si vous êtes riche, si vous avez de l'argent; chez vous, ils font une revue générale des yeux pour savoir si vous êtes bien meublé; si vos réponses et l'ameublement ne répondent pas à leurs désirs, ils ne reviennent plus; ils vous laissent mourir sans secours, ou il faut payer tous leurs pas; enfin, s'ils vous traitent, ils vous font souffrir le martyre en usant de la médecine à la mode; 2° qu'elle arrive précipitamment à son but en laissant des souvenirs cuisants, et qui dureront au-delà des individus qui en ont éprouvé les effets; 3° qu'elle laisse aux malades pour héritage des cicatrices qui renouvellent sans cesse à la mémoire la douleur passée, et laissent une gêne dans les mouvemens des parties, et que très-souvent même cette douleur se renouvelle à chaque changement qu'éprouve l'atmosphère; 4° qu'elle est rebutante à tous les hommes, puisqu'ils ne s'y soumettent que par force et à la dernière extrémité ; 5° que son souvenir vivra au-delà des individus qui en ont éprouvé les effets, mais d'une autre manière que le souvenir de celle de nos ancêtres ; car la postérité dira quelquefois : Un tel était un grand coupeur (pour ne pas dire un grand boucher ou un grand équarrisseur) ; celui-ci était un grand brûleur, celui-là un grand piqueur : enfin, dans ce siècle, les expériences étaient bientôt faites ; si du premier coup on ne réussissait pas, du second, le malade était expédié. Voilà des souvenirs qui resteront ; et quand on les lira, la nature tressaillira d'horreur ; ces hommes seront appréciés à leur juste valeur. On ajoutera : Ils avaient voulu simplifier la médecine, mais il n'est pas à désirer que cette simplicité revienne. 6° Aujourd'hui, partout où ces innovateurs se présentent dans les sociétés, on ne les regarde que du coin de l'œil; on n'ose pas les fixer, par la crainte qu'on a qu'ils ne vous remarquent en cas de besoin; et si on est obligé de les fixer ou de leur parler, on ne le fait qu'en baissant les yeux et en leur parlant avec le bout des lèvres, et on se dit intérieurement : *Dieu me préserve de ses mains!* Voilà un des souvenirs qui se transmettront de père en fils pendant long-temps. 7° Il est rare que les hommes un peu maladifs atteignent l'âge de soixante ans; à cet âge, s'ils y arrivent, ils sont aussi vieux, aussi caducs que ceux de cent ans jadis; la force des médicaments qu'ils ont pris, la quantité du mercure qu'ils ont avalé, a épuisé en eux tous les organes; et aucune fonction ne s'exécute librement et complètement; ils sont obligés de vivre constamment dans les remèdes pour traîner encore une vie chétive et souffrante jusqu'à la fin.

RÉFLEXIONS.

Convenons de bonne foi qu'il vaut mieux porter l'esprit un peu moins loin, et vivre paisiblement un peu plus long-temps; que la société des hommes véritablement humains est et sera toujours recherchée ; que celle au contraire des hommes durs et inhumains , insensibles par cruauté , est et sera toujours fuie ; tous les hommes sont faits pour vivre en frères, et non pas en tigres. Convenons que dans le siècle présent toutes les idées sont renversées , et que l'amour-propre , l'ambition et la précipitation se sont introduits presque dans tous les cœurs , dans tous les états , et qu'ils font le malheur de tout le genre humain en Europe ; c'est ainsi qu'en médecine il faut guérir de suite , enlever le mal, ou ne pas s'en mêler ; il faut faire fortune en peu de temps pour se mettre à la mode, ou laisser là ce commerce. Ce jeune homme veut faire ses études très-promptement (un demi-siècle suffirait à peine pour les faire réellement comme il faut), et obtenir son diplôme à telle époque, coûte qui coûte, et quelle que soit d'ailleurs l'instruction qu'il possède, parce qu'un tel mariage ou une telle fortune l'attend, qu'il ne pourrait obtenir sans cela ; une fois le diplôme obtenu, il fera comme tant d'autres, la médecine à la mode. Il faut en tout état se rappeler un vieux proverbe italien qui dit : *Chi va piano va sano, e chi va sano va lontano.*

Ces anciens proverbes qu'on méprise souvent aujourd'hui, faisaient la félicité des peuples. Jadis, chacun alors mûrissait son affaire, son entreprise, et tout réussissait parfaitement. On vivait plus long-temps, parce qu'o se tourmentait et qu'on se droguait moins. On arrivait au même but ; on voyait alors très-rarement des familles ruinées par des banqueroutes; et si cela arrivait par hasard une fois, le banqueroutier était déshonoré pour toujours; aujourd'hui, les banqueroutes sont à la mode, et on en fait plusieurs à la suite les unes des autres, et jusqu'à ce que la fortune soit devenue colossale. Alors, cet homme croit être devenu honnête, parce qu'il ne veut plus faillir, et il exige qu'on lui ôte le chapeau (jamais le monde n'a vu un pareil siècle). Mais revenons à notre but, et disons que si cette pétulance des hommes du siècle présent leur est souvent funeste dans leurs entreprises de commerce, elle est infiniment plus dangereuse dans la classe des médecins, où la plus légère faute de précipitation est irréparable ; et souvent le médecin, en tenant la vie d'un individu dans ses mains, tient la fortune et le bonheur, ou la ruine et le malheur de toute une famille; ainsi, dans l'administration des moyens thérapeutiques, il doit toujours se rappeler à la mémoire le proverbe que nous venons de citer.

Heureux et infiniment heureux si j'avais, par cet écrit, ouvert les yeux à tant d'hommes qui les ont fermés sur leur véritable intérêt, sur le bonheur qu'ils pourraient procurer aux peuples? Que de larmes de joie inonderaient des familles! que de contentements, que de félicités pour cette classe d'hommes jadis si honorable et si respectée, qui tiennent, je le répète, la vie, la santé ou la mort de leurs frères dans leurs mains! Ma tâche serait remplie.

FIN.

www.ingramcontent.com/pod-product-compliance
Ingram Content Group UK Ltd.
Pitfield, Milton Keynes, MK11 3LW, UK
UKHW022003260726
13994UKWH00004B/1931

9 782329 304434